Te 56
106.

AF701308

FÉLIX ACHARD.

BIBLIOTHÈQUE IMPÉRIALE

# LA RÉSINO-THÉRAPIE CHIRURGICALE OU L'ART DE TRAITER LES PLAIES.

*Omnem autem super quem videritis tau, ne occidatis.*

EZÉCHIEL.

Te 56/106

| PARIS, | LYON |
| --- | --- |
| **F. SAVY, libraire,** | **J.-P. MÉGRET, libraire,** |
| Rue Hautefeuille, 24. | Quai de l'Hôpital, 57. |

DÉPOT LÉGAL
Rhône
Nº 364
1870

Guérir vite, guérir ſans douleur, guérir ſans accidents (*tuto, cito et jucunde*), tel eſt le but, tel eſt le réſultat de la Réſino-Thérapie chirurgicale.

Dieu, dans ſa providence univerſelle, a créé les graminées pour nourrir l'homme & les animaux qui le nourriſſent ou le ſervent;

Dieu, dans ſa providence univerſelle, a créé les conifères pour purifier l'air atmoſphérique, pour couvrir & rechauſſer les déchirures de la terre, les pentes nues & abruptes des montagnes, les bords ravagés de l'Océan, & les réſines qui découlent de ces conifères purifient le ſang de l'homme & guériſſent ſes bleſſures.

Félix ACHARD,

*Docteur en médecine de la Faculté de Paris, membre correspondant de la Société impériale de médecine de Lyon.*

LA

# RÉSINO-THÉRAPIE CHIRURGICALE

OU

# L'ART DE TRAITER LES PLAIES.

Des milliers de blessés périssent tous les jours, dans les hôpitaux, à l'armée et dans la pratique civile, par la nullité, l'insuffisance et le danger des procédés actuels de pansement des plaies.

Malgré des travaux considérables entrepris par des hommes du plus grand mérite, la chirurgie moderne est restée impuissante devant l'infection purulente, l'érysipèle traumatique, la pourriture d'hôpital, et, comme au temps d'Ambroise Paré, elle ne sait opposer à la gangrène que le fer ou le feu.

Pour comprendre comment les résines peuvent prévenir ou guérir ces maladies redoutables arrivées aux périodes les plus désespérées, il n'est pas nécessaire d'être médecin, chirurgien, ou savant, il suffit d'observer les phénomènes produits par l'application d'un épithème résineux quelconque sur la peau saine d'un adulte, et d'en tirer les conséquences logiques. Ces phénomènes révèlent à tout observateur attentif les bases rationnelles de l'art de traiter les plaies, et *la force attractive* des résines.

Tous les médecins, tous les chirurgiens et la plupart des gens du monde savent que, dans les plaies, le danger vient du pus stagnant, fermenté, putride; tous les médecins, tous les chirurgiens savent que dans les plaies grangréneuses ou autres, le danger vient de ce que la plaie, cessant d'exhaler, résorbe et empoisonne le sang; tout le monde comprend que dans ce cas la mort arrive parce que le sang altéré, vicié, n'est plus propre à entretenir la vie dans les organes nobles : le cœur, le cerveau.

L'indication est claire et précise : il s'agit de trouver une substance qui possède une force médicatrice telle, que le pus ne soit jamais stagnant, ni fermenté, ni putride, que la plaie ne résorbe jamais, exhale toujours. Pour comprendre comment les résines remplissent simultanément toutes ces inditions, prenez le premier emplâtre venu, un épithème quelconque à la poix noire, à la poix blanche, ou à la poix résine, appliquez-le sur la peau saine, et observez : le premier phénomène que vous observez, c'est l'adhérence de l'épithème à la peau, où il produit de la chaleur et une sensation spéciale aux résines. — L'adhérence cesse plus ou moins vite et l'épithème tombe; il tombe parce qu'il s'est saturé du corps gras de la peau, la matière grasse de la peau a terni la surface de l'épithème qui peut se rayer avec l'ongle; d'un autre côté, sur la partie de la peau occupée par l'épithème vous trouverez des particules de résine qui la rendent rugueuse au toucher. Il y a donc là exosmose ou attraction du corps gras de la peau par la résine et endosmose ou absorption de la résine par la peau. Il y a de plus une rougeur légère, premier degré d'une fluxion sanguine, et un suintement sensible, premier degré d'une fluxion humorale.

Renouvelez cette application sur la même place avec un épithème nouveau, vous obtiendrez une rougeur plus vive, une sécrétion humorale plus abondante; recommencez encore, vous finirez par produire une plaie artificielle fournissant une sécrétion humorale plus ou moins abondante, suivant les sujets, avec une fluxion sanguine portée jusqu'à l'écoulement du sang, si vous insistez. Mais ces phénomènes que vous pouvez produire à volonté sur la peau saine, garnie de son épiderme, vous pouvez les produire à volonté aussi et bien plus facilement sur les plaies dénuées d'épiderme. — Il y a donc dans toutes les résines une force attractive ou exphorétique à l'aide de laquelle tout chirurgien peut attirer le pus ou les sucs viciés de la gangrène, en prévenir la stagnation, la fermentation, la putridité; à l'aide de laquelle tout chirurgien peut établir sur toute plaie une fluxion sanguine et une fluxion humorale assez intenses pour que cette *plaie exhale toujours* et ne *résorbe jamais*.

Ce qui revient à dire qu'avec les résines, tout chirurgien peut reproduire à volonté et artificiellement à la surface de la plaie tous les phénomènes qui se produisent naturellement à la surface de la plaie lorsqu'elle guérit spontanément, savoir : chaleur, fluxion sanguine, fluxion humorale, *exhalation continue* du pus et des sucs viciés.

Ce qui revient à dire qu'avec les résines tout chirurgien peut préserver les blessés de la mort par infection purulente, putride ou septique, et les guérir lorsque ces plaies sont envahies par l'érysipèle ou la pourriture d'hôpital, pourvu que le chirurgien sache approprier cette force attractive à l'état des plaies et qu'il y ait réaction vitale suffisante chez le malade.

L'art de traiter les plaies consiste donc à graduer, à sérier cette force attractive ou exphorétique des résines, pour pouvoir l'employer suivant les indications des plaies.

Le procédé dont nous venons d'user pour faire comprendre aux chirurgiens et aux gens du monde les bases rationnelles de l'art de traiter les plaies, est souvent employé dans la science ; il consiste à aller du connu à l'inconnu par analogie.

Rien de plus connu que les phénomènes produits par un épithème résineux quelconque.

Si la résine de l'épithème attire le corps gras de la peau malgré l'épiderme interposé, par analogie nous pouvons bien dire qu'elle attirera le pus d'une plaie dénuée d'épiderme.

Si la résine peut transformer une partie quelconque de la peau en surface exhalante et reproduire sur cette surface tous les phénomènes des plaies, il est évident que ces phénomènes révèlent aux chirurgiens et aux gens du monde le traitement rationnel des plaies et de la grangrène.

Telles sont les conclusions auxquelles on arrive par analogie, en allant des *phénomènes connus* produits par un épithème résineux, *à l'inconnu*, qui est l'art de traiter les plaies.

Mais il faut de plus que ces conclusions soient confirmées par l'expérience sur l'homme malade ou blessé, car dans la science on ne peut admettre que la vérité confirmée par l'expérience.

C'est pour ce motif que nous allons résumer un grand nombre d'observations authentiques recueillies dans la clinique de M. Velpeau à la Charité, dans le service de M. Larrey au Val-de-Grâce, de M. Barrier à l'Hôtel-Dieu de Lyon, de M. Margot à l'hôpital de Voiron, de M. Minder à l'hôpital de Grenoble, ou prises sur des malades guéris à l'hôpital de Saint-Marcellin et présentés à la Société des médecins de l'Isère et à M. Poggiale, inspecteur général de l'armée et membre de l'Académie de médecine. Ces observations aussi nombreuses qu'authentiques ne laisseront aucun doute dans l'esprit des médecins, des chirurgiens et des gens du monde, *sur la puissance de la force attractive des résines* et sur la nécessité de créer des séries d'épithèmes résineux pour employer utilement et sûrement cette force médicatrice nouvelle.

Nous avons dit que l'art de traiter les plaies consistait à graduer, à sérier la force attractive des résines pour pouvoir l'employer suivant les indications des plaies.

Quel procédé fallait-il employer pour sérier et graduer cette force attractive?

Nous avons pensé qu'il fallait *nous rallier à la nature* et observer les phases des plaies en suppuration.

Dans la période de suppuration, les plaies sont-elles stationnaires? Non. Elles présentent trois phases : une phase de début, une phase d'apogée, une phase de déclin; tant que la plaie suit la série régulière de ces transformations normales, elle marche à la guérison; dès qu'elle s'arrête elle tourne à la putridité *et mène le malade à la mort par la résorption purulente.*

Pour reproduire sur la plaie en suppuration les trois phases ou la série d'états par lesquels elle passe, il fallait créer une série ou gamme régulière d'épithèmes résineux; pour trouver cette série il fallait trouver un épithème moyen avec lequel il fût possible de produire sur les plaies cette phase d'apogée à laquelle elles arrivent très-lentement et très-difficilement dans la pratique civile, plus lentement et plus difficilement dans les hôpitaux.

Le hasard a voulu, qu'ayant à traiter, le 14 mars 1850, une plaie d'arme à feu, nous ayons trouvé la formule exacte de l'épithème moyen, de l'épithème N° 6. — Le N° 12 possédant la force attractive au maximum d'intensité, le N° 1, la force attractive au minimum.

Cet écrit n'est que la préface de notre livre sur la résino-thérapie. Nous donnerons dans ce livre la formule des trois séries d'épithèmes à la poix de Bourgogne, à la poix résine, au galipot. La préparation de ces trois séries d'épithèmes, leur mode d'emploi comportent des développements considérables *et nécessaires* qu'il est impossible de donner ici ; pour le moment nous ne pouvons et ne devons donner que la manière de faire la série. La formule de l'épithème N° 6 étant représentée par une certaine proportion de résine et de corps gras, si, la proportion du corps gras restant fixe, on augmente la proportion de la résine d'une unité de 6 à 12, on obtient le N° 7, le N° 8, le N° 9, le N° 10, le N° 11, le N° 12, dont la force attractive va toujours en croissant; si la proportion de résine restant fixe on augmente la proportion du corps gras de 6 à 1, on obtient le N° 5, le N° 4, le N° 3, le N° 2, le N° 1, dont la force attractive va toujours en décroissant, et la série régulière ou gamme des épithèmes est constituée par 12 épithèmes, la force attractive est au minimum dans le N° 1, au maximum dans le N° 12, à l'état moyen dans le N° 6 qui est le centre ou pivot de la série.

Or, ce N° 6 correspond à l'état moyen des plaies à leur période d'apogée et il reproduit cette phase après 4 ou 5 pansements répétés toutes les 4 heures.

Pansez 100 plaies d'hôpital avec le N° 6, — vous en ramènerez 50 à la période d'apogée, en pleine suppuration; 25 résisteront et vous serez obligé de recourir aux N$^{os}$ 7, 8 et 9; 25 ne pourront le supporter et vous serez obligé de recourir aux N$^{os}$ 5, 4 et 3.

Lorsque les chefs de service de chirurgie auront pris l'habitude de la série des épithèmes, à l'aspect d'une plaie, ils indiqueront exactement le numéro à employer, le nombre de pansements, le régime à suivre.

Les $N^{os}$ 6 de la série des épithèmes à la poix de Bourgogne, au galipot et à la poix résine, ont la même force attractive, mais leur composition n'est pas la même, puisque les trois résines ont une force attractive différente. Chaque série convient plus spécialement à un ordre différent de maladies ; les séries d'épithèmes à la poix de Bourgogne et au galipot conviennent aux fractures compliquées de plaies, aux résections, aux ulcères scrofuleux ; la série à la poix résine, la plus correcte des trois, convient aux érysipèles traumatiques, aux panaris, aux plaies d'amputés, aux plaies d'armes à feu.

Il ne faut pas croire que la série des épithèmes soit d'un ordre factice; elle est d'ordre naturel et répond exactement à la série d'états par lesquels passent les plaies.

C'est par la force des choses, et malgré nous, que nous avons été forcé de la chercher et de la créer.

Le 14 mars 1850, ayant pansé une plaie d'arme à feu avec le $N^o$ 6, à la poix de Bourgogne, nous fûmes émerveillé de la cure qui se fit vite, sans douleur et sans accidents; mais de 1850 à 1856, ayant voulu appliquer cette formule à un grand nombre de plaies, nous observâmes souvent qu'elle n'agissait pas assez, et alors nous augmentions la proportion du corps résineux; d'autres fois, qu'elle agissait trop, et alors nous étions *forcé* d'augmenter la proportion du corps gras.

De là nous est *venu forcément* l'idée de la série régulière des épithèmes.

En 1856, j'inventai le magdaléon anti-gangréneux où la force attractive est au maximum d'intensité pour transformer en surface exhalante une gangrène superficielle qui occupait les 2/3 de l'avant-bras ; le malade, qui était à l'agonie, revint à la vie au bout de 48 heures, et par l'application, répétée toutes les 3 heures, de 8 épithèmes du magdaléon ; mais alors *il nous déclara tout net* qu'il ne pouvait plus supporter ces épithèmes du magdaléon. Nous fûmes donc *forcé d'inventer* des formules nouvelles adaptées à l'état de la plaie.

Cette observation nous ayant révélé que la puissance médicatrice des résines n'avait d'autres limites que la réaction vitale, nous fûmes effrayé de la tâche que le hasard nous avait imposée, et nous confiâmes les formules isolées et incomplètes, créées par nous à cette date, à divers chirurgiens.

En décembre 1856, nous guérîmes en 30 jours, à la Charité de Paris, un opéré de M. Velpeau, déclaré incurable par lui.

M. le docteur Cintrat, aide-major de M. Larrey, employa avec succès plusieurs de nos formules sur des blessés du Val-de-Grâce.

M. le docteur Barrier, chirurgien-major de l'Hôtel-Dieu de Lyon, employa souvent nos épithèmes, et trouva qu'ils donnaient aux plaies une vitalité et une plasticité remarquables.

M. le docteur Margot en fit de nombreuses applications aux panaris et aux anthrax dans l'hôpital de Voiron et dans sa pratique civile.

Un de nos élèves, M. Cournier, fit, il y a deux ans,

deux cures très-remarquables à l'hôpital de Grenoble avec un épithème à la poix résine.

Pourquoi avons-nous confié nos formules à tant de chirurgiens?

Notre but était de trouver des hommes pour créer la résino-thérapie, qui n'était pas faite alors, qui est faite aujourd'hui et contient la réforme de la chirurgie moderne.

Toutes ces cures authentiques, obtenues dans des conditions si diverses, nous prouvaient de plus en plus la puissance de la force attractive des résines; mais elles prouvaient aussi la nécessité impérieuse de créer des séries bien régulières d'épithèmes. Or la série d'épithèmes à la poix de Bourgogne, qui avait une grande puissance, n'était jamais bien régulière, parce que les poix du commerce ne sont pas identiques; les poix résines et les colophanes sont, au contraire, des produits qui ne diffèrent que par des nuances; pour ce motif, nous cherchâmes à créer cette série nouvelle, et en avril 1863, ayant été assez heureux pour trouver la formule de l'épithème moyen à la poix résine, nous créâmes cette série nouvelle. Nous pouvons donc aujourd'hui offrir aux chirurgiens une série nouvelle à la poix résine très-régulière, très-correcte et d'un emploi facile; et de plus, deux séries à la poix de Bourgogne et au galipot.

Le 12 novembre 1868, outre les trois séries d'épithèmes, nous avons présenté à M. le docteur Poggiale un magdaléon spécialement créé pour les affections gangréneuses, une teinture résineuse, une teinture balsamique et résineuse.

Outre ces remèdes nouveaux, qui nous ont coûté 19 ans de travail et des recherches sans nombre, nous avons soumis à M. le docteur Poggiale le manuscrit *de l'Art de traiter les plaies,* qui contient toutes les formules, avec le mode d'emploi et les précautions à prendre. — Ce livre publié, il nous restera encore, pour vulgariser la résino-thérapie, à créer dans toutes les écoles un enseignement libre théorique et pratique de la résino-thérapie chirurgicale.

Les phénomènes produits par un épithème résineux révèlent à tout observateur la force attractive des résines et les bases rationnelles de l'art de traiter les plaies. Nous allons prouver, par des faits nombreux et authentiques, qu'avec la force attractive des résines sériée et graduée, il est possible de guérir vite, de guérir sans douleur, de guérir sans accidents les plaies les plus graves et nous allons commencer par les plus fréquentes, par les plaies d'armes à feu.

## Plaies d'armes à feu.

Les plaies d'armes à feu qui traversent la paume de la main présentent une gravité exceptionnelle due à la structure anatomique de cette partie du corps; elles sont suivies d'une inflammation très-douloureuse, d'un gonflement considérable, de gangrène, de tétanos; elles nécessitent quelquefois l'amputation et se terminent parfois par la mort. La guérison est toujours longue et ne s'obtient qu'après plusieurs mois d'insomnie et de douleurs intolérables.

Le 12 mars 1868, nous avons présenté à M. le docteur Poggiale, inspecteur de l'armée, le jeune Fantin de Dionay, qui avait reçu le 27 septembre un coup de feu à bout portant traversant la paume de la main à l'origine de l'indicateur et du médius.

Ce blessé a été guéri en 25 jours, sans douleur et sans gonflement, par les épithèmes résineux. Pendant deux jours, il a été pansé avec la teinture vulnéraire pour empêcher la fermentation du caillot sanguin qui couvrait la plaie. Il a été ensuite pansé 8 fois par jour avec l'épithème N° 6 qui couvrait non-seulement la plaie, mais encore toute la main. —La mère de l'enfant, simple paysanne, a fait tous ces pansements, qui se réduisaient à étendre l'épithème sur une ou plusieurs compresses, qu'elle appliquait sur la plaie.

Il a ensuite été pansé 6 fois par jour avec le N° 7; — puis 4 fois par jour avec le N° 8; après le 8e pansement au N° 8, toutes les parties brûlées, mortifiées, gangrénées, ayant été attirées et absorbées par les résines, il nous restait une belle plaie de couleur rouge, prête à saigner si nous eussions continué l'épithème N° 8. — Nous le remplaçâmes par 4 pansements au N° 4, puis par le N° 5; — la cure fut terminée par la teinture vulnéraire comme siccatif.

Le petit malade a raconté à M. l'inspecteur Poggiale, qu'il n'avait jamais souffert, toujours bien dormi et bien mangé, et que sa main n'avait enflé qu'un seul jour et pour avoir conduit un attelage de quatre mules.

L'épithème N° 6 appliqué sur cette plaie en attirait tous les sucs viciés, et de plus il provoquait artificiellement cette fluxion sanguine et humorale, ce cercle inflammatoire à l'aide duquel la nature opère la séparation des parties mortifiées.

Depuis 19 ans, dans le traitement des plaies en suppuration nous n'avons employé ni cérat ni charpie, ni cataplasmes, ni sangsues, nous n'avons pas fait de débridement, ni de cautérisation.

Le même jour, nous avons présenté à M. l'inspecteur Poggiale, le nommé Joseph Brun, blessé au bras d'un coup de feu, et le nommé Champavier, blessé à la main par un éclat de fusil, tous les deux, comme le jeune Fantin, avaient été guéris vite, sans douleur et sans accident, par notre mode de pansement.

## Malades guéris IN EXTREMIS par les épithèmes résineux, ou la cure de la gangrène, IN ARTICULO MORTIS.

Les cures que nous allons exposer, en les résumant le plus brièvement possible, prouvent que la puissance médicatrice des résines n'a d'autres limites que la réaction vitale, et qu'à l'avenir il faudra *toujours* tenter la cure *in extremis* par les



BIBLIOTHÈQUE IMPÉRIALE IMPR.

épithèmes résineux, dans les cas de gangrène, d'érysipèle ou d'infection purulente.....

Le 31 mars 1868, nous fûmes appelé auprès d'un vieillard âgé de 66 ans, couché dans une étable, soigné par des gens intéressés à sa mort, et si malheureux qu'il se serait suicidé s'il n'eût été retenu au lit par un érysipèle gangréneux des bourses et du bas-ventre.

Le pouls était plein, fréquent, intermittent, le délire imminent. Nous entreprîmes cette cure malgré ces conditions si déplorables; les épithèmes Nos 6, 7 et 8 en firent tous les frais, avec notre teinture vulnéraire.

Le 24 avril, le malade ayant pu être transporté à l'hôpital de Saint-Marcellin, nous le montrâmes à M. Barberet, chirurgien-major au 32e de ligne; à cette date, les eschares étaient tombées, les testicules à nu et flottants, et il ne restait du scrotum qu'un lambeau de peau insuffisant pour le recouvrir; grâce à nos pansements fréquents, le 35e jour la cure était complète et nous avons pu montrer ce malade nommé David à M. l'inspecteur Poggiale.

Nous publierons avec tous ses détails l'observation qu'on vient de lire, dans l'*Art de traiter les plaies*; il en sera de même pour toutes celles qui vont suivre et que nous allons résumer brièvement, voulant prouver au public et aux chirurgiens par des faits authentiques qu'avec les résines il est possible de guérir vite, de guérir sans douleur et sans accident, les maladies les plus graves arrivées aux périodes les plus désespérées.

Le 5 décembre 1856, M. le professeur Velpeau

nous confia le pansement de plusieurs blessés de la clinique de la Charité. Parmi ces malades se trouvait un menuisier opéré de la fistule à l'anus et couché au N° 42 de la salle. La plaie de cet opéré au lieu de se cicatriser était devenue grise, baveuse, fétide, formant un bourrelet de 12 centimètres de diamètre. M. le professeur Velpeau redoutait une dégénérescence carcinomateuse et n'espérait plus sa guérison, il saisit avec empressement l'offre que nous lui fîmes de tenter cette cure. Nous pansâmes 3 fois par jour avec l'épithème N° 6 à la poix de Bourgogne, et le 30e jour le malade sortit guéri, ainsi que l'atteste une lettre à nous adressée par M. Daguenet, alors élève du service. Ce malade n'était pas menacé de mort imminente lorsque nous avons entrepris sa cure, mais il y marchait à travers des souffrances et des accidents que chacun comprend.

Un riche propriétaire de Saint-Jean-le-Fromental, M. Guillermet, avait pris sur la jambe un érysipèle greffé sur de vieux ulcères, 6 eschares gangréneuses s'étaient manifestées, la fièvre, les selles involontaires, une agitation voisine du délire le firent abandonner par son médecin. En 4 jours, avec notre mode de pansement et les épithèmes N° 12, les accidents furent arrêtés et la cure complète au bout d'un mois et demi....

Le nommé Guillermond, de Chatte (Isère), qui a été présenté à M. l'inspecteur Poggiale, fut pris, en 1863, d'un érysipèle de l'avant-bras par pustule maligne. Lorsque j'entrepris cette cure, le malade avait le pouls intermittent à 7 pulsations, la langue noire, le délire complet, 4 plaques gangréneuses sur l'avant-bras qui était rouge et tuméfié à un point extrême, l'enflure avait envahi le bras jusqu'à l'aisselle. Cette cure a été obtenue en 11 jours ; dans ce court espace de temps, nous avons arrêté tous les symptômes d'infection septico-purulente, évacué une quantité énorme de pus, fait sortir 4 lambeaux gangrénés des aponévroses de l'avant-bras, fait détacher les 4 eschares ; ayant trouvé chez ce malade une organisation d'élite, nous lui avons demandé toutes ses forces de réaction, les sollicitant par des pansements répétés toutes les 4 heures avec des épithèmes au galipot, à la poix résine ; nous avons commencé la cure par 6 épithèmes N° 12 à la poix de Bourgogne, et dès que le délire eut cessé nous multipliâmes nos pansements, demandant à cette nature vigoureuse toutes ses forces de réaction, et aux résines toute leur puissance attractive. Le 11e jour l'avant-bras était revenu à son volume normal, mais la peau flottait comme une manche de chemise autour des chairs, toutes les adhérences ayant été rompues. Sur nos indications, la fille du malade fit seule tous les pansements.

Nous avons présenté à la Société des médecins de l'Isère (le 8 juin 1868), et à M. l'inspecteur Poggiale, le 12 novembre de la même annnée, un malade qui se trouvait à l'agonie, en 1856, à Saint-Marcellin (Isère). Nous l'avions abandonné avec les trois autres médecins de la ville, lorsque l'idée nous vint de transformer *en plaie exhalante* une vaste plaie grangréneuse qui résorbait, qui avait envahi les doigts, la main, les 2/3 de l'avant-bras ; nous appliquâmes sur cette vaste plaie, sur le bras et sur le cœur, 8 épithèmes N° 12 de 10 centimètres de large sur 12 de long.

La réaction se fit au bout de 4 heures, fut complète en deux jours, la cure terminée en deux mois.

Que prouvent ces cures aussi extraordinaires qu'authentiques, si ce n'est qu'à l'avenir, il faudra toujours en pareil cas tenter la cure par les résines? Il est évident que tous les jours des milliers de malades meurent qu'on pourrait sauver ; et, considération importante, l'emploi des résineux dans les cas désespérés est sans danger ni inconvénient, puisque s'ils produisent de la douleur, cette douleur, signe de réaction, indique une guérison possible, et, que s'il n'y a pas de réaction, ils restent comme des corps inertes dans les plaies.

Sur la description sommaire de l'état du malade, il nous est possible *d'indiquer* le traitement à suivre par écrit et au besoin par le télégraphe, quelle que soit la distance, et pour les malades placés dans les hôpitaux comme pour les malades de la *pratique civile*. Ce n'est pas seulement dans les cas extrêmes et désespérés que les résines sont puissantes contre la gangrène, mais encore contre toutes les variétés de cette grave maladie, contre les gangrènes par écrasement, par morsure, par congélation, par brûlure, par étranglement, par vésicatoire.

Lorsque les chirurgiens auront lu dans l'*Art de traiter les plaies*, les cures obtenues par les résines, ils seront convaincus comme nous que ces substances sont des remèdes spécifiques de la gangrène, et qu'avec les résines la cautérisation au fer rouge sera inutile et le rôle de l'instrument tranchant réduit à un très-petit nombre de cas.

Nous allons prouver que les résines sont aussi les remèdes spécifiques de l'infection purulente, de l'érysipèle traumatique, de la pourriture d'hôpital.

M. Berne, ex-chirurgien major de la Charité, a très-bien démontré, dans son ouvrage sur la fièvre puerpérale, que cette maladie était toujours précédée par un empoisonnement préalable ; il en est de même pour l'infection purulente, l'érysipèle traumatique, la pourriture d'hôpital, qui ont pour cause première la purulence des salles de chirurgie ; or, la purulence des salles de chirurgie a pour causes principales, la stagnation de l'air des salles, résultant du chauffage par le bas, et la stagnation du pus à la surface des plaies, résultat de la nullité et de l'insuffisance des procédés actuels de pansement. Supprimez le pus à la surface des plaies par les épithèmes résineux, renouvelez l'air des salles intégralement par la ventilation renversée, et la purulence des salles de chirurgie disparaîtra, et avec la purulence, ces graves maladies qui font de nos hôpitaux les nécropoles de la misère.

Nous avons présente à M. l'inspectenr Poggiale un marinier de la Sône (Isère), nommé Provins, dont l'observation publiée dans la *Réforme des hôpitaux* prouve combien il est facile de guérir l'infection purulente avec les épithèmes résineux. A la suite d'une fracture du tibia près de l'articulation tibio-tarsienne, fracture avec plaie et issue de trois fragments, il arriva que des vers remplirent cette plaie, que le pus en devint fétide, qu'une douleur vive se manifesta vers le genou, un cordon rouge sur la cuisse, que le pouls devint petit, irrégulier, avec des frissons et des sueurs, de l'inappétence et de l'insomnie. Quatre pansements avec l'épithème N° 6 à la poix de Bourgogne arrêtèrent tous ces symptômes, et le malade a guéri sans boiter en 125 jours. Nous avons montré à M. Larrey et à M. Flourens le fragment du tibia extrait, il avait 6 centimètres de haut et comprenait la presque totalité de l'os. M. Poggiale a pu voir la cicatrice et constater que ce malade ne boitait pas.

Tout récemment, un petit berger ayant eu le médius écrasé dans un engrenage, eut la phalangette complètement gangrénée ; malgré cette grave complication, il ne vint se faire amputer que trop tard, alors que déjà les symptômes d'infection septique s'étaient déclarés.

Malgré la petitesse de la plaie et le peu de surface qu'elle nous laissait pour faire agir les résines, nous guérîmes cet enfant qui aurait certainement péri dans un hôpital.

Rien de plus facile à guérir que l'érysipèle traumatique dans la pratique civile ; il suffit de faire suppurer la plaie avec les épithèmes résineux. On peut diriger la suppuration d'une plaie à volonté.

Mais dans les hôpitaux, il faut tenir compte de l'empoisonnement préalable et employer les résines *intus et extra*. Nous espérons que les chirurgiens des hôpitaux suivront cette méthode dès que nous aurons publié notre ouvrage, car s'ils n'ont pas l'autorité suffisante pour faire appliquer la ventilation renversée à leurs salles, ils ont le droit de panser leurs opérés à leur guise. Les panaris et les inflammations de la paume de la main sont des maladies aussi fréquentes que douloureuses ; depuis Ambroise Paré, jusqu'à ce jour, la chirurgie n'a rien trouvé de mieux contre le panaris que l'incision du doigt malade, opération cruelle et barbare, devant laquelle tous les malades reculent. Le panaris n'est pas toujours une maladie purement locale, c'est une inflammation liée avec une pléthore sanguine ou humorale ; nous croyons qu'on peut faire avorter beaucoup de panaris par des saignées faites à propos, par des purgatifs et surtout par des bains tièdes et prolongés ; nous croyons que ces moyens doivent être continués lorsque l'inflammation suit son cours, en y ajoutant, suivant les indications, les émollients ou les résolutifs, et lorsque le pus est formé, nous avons appliqué avec succès les épithèmes résineux recouverts, suivant les indications, ou d'un cataplasme émollient ou de compresses d'eau blanche.

Nous avons traité ainsi un garçon d'écurie de l'hôtel du Parc, à Bourgoin, qui avait contracté par pléthore sanguine une inflammation de la base du pouce, et nous l'avons guéri par des bains tièdes prolongés et des épithèmes résineux, sans douleur, ni accident.

Nous avons traité, avec le même succès, M. César, son maître d'hôtel, d'un anthrax malin du pouce, résultant d'une piqûre que M. César s'était faite en écorchant une anguille gâtée. Sous l'influence de cette piqûre vénéneuse, le pouce enfla et devint très douloureux, l'enflure gagna rapidement la main, l'avant-bras et le bras jusqu'à l'épaule; la fièvre survint avec de l'insomnie et de l'inappétence. La place de la piqûre s'était gangrénée. Il est évident qu'en face de cet ensemble de symptômes, en tenant compte de la violence de l'inflammation, tout chirurgien eût débuté par *cautériser la plaie avec le fer rouge*. Le dos de la main étant très-enflé et tendu, des scarifications et incisions eussent été pratiquées et peut-être étendues jusque sur l'avant-bras. A ces moyens cruels qui ne font suivant nous qu'aggraver le mal, on eût ajouté des cataplasmes et des bains émollients qui font fermenter les sucs viciés de la gangrène et en favorisent la résorption.

Sous l'influence de cette médication dangereuse, des milliers de malades périssent dans les hôpitaux et dans la pratique civile, et ceux qui guérissent ne reviennent à la vie qu'après les plus cruelles souffrances endurées pendant 3 ou 4 mois. Un ancien percepteur de Saint-Marcellin, à la suite d'une morsure de scorpion au petit doigt, ayant été traité par les émollients et les sangsues, l'enflure prit des caractères si graves que son médecin lui proposa l'amputation du bras; le malade s'y refusa et ne guérit qu'après trois mois des plus vives souffrances.

Impuissance des anti-phlogistiques, danger des émollients, cruauté et danger des incisions et du fer rouge, tels sont les résultats bien connus de la pratique chirurgicale ordinaire.

Loin de suivre ce traitement chez M. César de Bourgoin, nous le fîmes, dès le début, placer dans des bains tièdes prolongés et renouvelés trois fois par jour ; le pouce malade fut pansé toutes les trois heures avec le N° 6, recouvert d'un cataplasme émollient ; l'eschare formée, il fut pansé également toutes les trois heures avec le N° 7, puis avec le N° 8. Sous l'influence combinée des grands bains prolongés, de l'emploi des épithèmes résineux à la poix résine, ce malade a guéri en 5 jours, et le 5e jour nous l'avons montré à M. Berne, chirurgien-major de la Charité de Lyon. La plaie du pouce, de belle couleur rose, ne réclamait plus, pour se cicatriser, que l'emploi d'un corps gras ; l'enflure du bras, de l'avant-bras, de la main avait disparu avec les symptômes généraux ; cette cure donne la mesure de la puissance des résines dans l'anthrax. Nous allons exposer une observation qui révèle toute leur puissance contre le charbon.

Le 28 novembre 1868, nous fûmes appelé au château de Balan, vieille résidence des moines Antonins, à Saint-Hilaire-du-Rosier ; nous trouvâmes dans le même logement *deux malades et un mort*.

Un des malades, le fils, était en convalescence d'un érysipèle de la face ; le père venait de mourir d'un érysipèle gangréneux du bras ; il portait au pouce une petite plaie rose, sans enflure ; la main n'était pas enflée, mais l'avant-bras et le bras étaient gangrénés jusqu'à l'épaule ; il ne me fut pas possible de savoir si cette grave maladie était venue par contagion, par une piqûre que le malade s'était faite, ou une morsure de scorpion ; mais le malade avait éprouvé, avant l'invasion de l'érysipèle, des douleurs très-violentes dans le pouce piqué et dans la main, et les scorpions sont très-abondants dans ce vieux château qui tombe en ruine.

La deuxième malade, qui était la femme, avait été piquée à la main par une des sangsues qui avaient servi à son mari ; elle avait appliqué sur le bras gangréné de son mari des compresses imbibées de quinquina camphré, et ces compresses avaient été souillées par la sérosité qui s'écoulait des phlyctènes gangrénées ; la femme Guillermon présentait, près du coude, une tumeur qui s'étendait jusqu'au milieu de l'avant-bras, sur une largeur de 4 à 5 centimètres ; elle était rouge lie de vin, tendue et douloureuse à l'excès sous la moindre pression, et déjà une glande se montrait à l'aisselle ; la malade avait le pouls plein, fréquent et dur, de l'insomnie, de l'inappétence et une soif ardente ; il ne manquait à cette tumeur, pour avoir tous les caractères du charbon, que la vésicule noire qui allait se former au centre de la tumeur.

Qu'eût fait, en cette occurrence, le médecin qui m'avait précédé et tout médecin ignorant la puissance médicatrice des résines ?

Il eût débuté par une large application de sangsues et mis des cataplasmes émollients ; les sangsues auraient diminué la fluxion sanguine ; mais le principe septique du charbon aurait continué à empoisonner le sang, et les cataplasmes n'auraient fait que favoriser cette infection générale.

La vésicule caractéristique du charbon se serait montrée, et alors le médecin aurait appliqué le fer rouge ; mais l'eschare produite par le fer rouge n'aurait pas détruit le principe septique qui *avait déjà envahi toute l'organisation*, produisant l'enflure du bras, une douleur à l'épaule et les symptômes généraux. Il fallait trouver un remède qui concentrât tout le mal sur la tumeur existante, qui lui enlevât son caractère *septique* et *infectant* et guérit sans douleur cette tumeur charbonneuse que nous ne pouvions toucher du doigt sans faire crier le malade. Tout le monde sait que les résines sont anti-putrides, anti-fermentescibles ; nous avons prouvé par l'expérience sur l'homme sain qu'attirant le corps gras de la peau, malgré l'épiderme interposé, elles devaient attirer le pus et les sucs viciés de la gangrène; qu'elles établissaient *sur le point* où elles étaient appliquées une fluxion sanguine et humorale, et arrêtaient la résorption septique et purulente. Pour ces motifs, nous résolûmes d'appliquer nos épithèmes N° 7 et 8 sur la tumeur de l'avant-bras, ce qui fut fait le 28.

Le 29, tous les symptômes généraux et locaux du charbon persistent, aggravés par des vomissements qui s'ajoutent à la fièvre, à l'insomnie, à la soif ardente. — Nous appliquons, le 29, à 4 heures du soir, l'épithème du magdaléon, où la *force attractive est au maximum* d'intensité; le lendemain, 30 novembre, tous les symptômes généraux ont disparu : plus de fièvre, plus de soif ardente, plus d'insomnie, plus de douleur, si ce n'est lorsqu'on presse sur la tumeur.

Du 30 novembre au 4 décembre, l'enflure persiste et augmente, mais l'état général est bon et prouve que la maladie est localisée. Les épithèmes du magdaléon sont renouvelés 3 fois par jour ; ils exhalent une très-mauvaise odeur, lorsqu'on les change. Le 7 décembre, un abcès se forme ; le 9, nous ouvrons cet abcès qui nous donne un pus grisâtre mêlé de caillots de sang ; le 23 décembre, cette cure, que nous ne faisons que résumer, est complète. Nous ne croyons pas qu'il existe, dans les annales de la médecine, une cure pareille, faite en 25 jours, sans douleur ni accident, — et sans l'emploi des sangsues et du fer rouge, ni des émollients.

Cette cure affirme une fois de plus la puissance des résines contre les maladies gangréneuses.

Les médecins et les chirurgiens trouveront dans les épithèmes résineux des moyens puissants pour guérir les ulcères qui sont curables. Nous avons présenté à M. l'inspecteur Poggiale un soldat de l'armée d'Italie guéri, par nos épithèmes résineux, d'un ulcère scrofuleux qui s'étendait du menton au sternum. Mais tous les ulcères ne sont pas curables. Il en est qui sont si vastes et si anciens que leur guérison amènerait la mort du malade. Les résines ramènent ces ulcères à des conditions normales, sans les guérir ; elles en font disparaître l'odeur repoussante ; elles les circonscrivent tout en les faisant bien suppurer. — Chez les vieillards, il est possible de prévenir ou de modérer les fluxions qui se font sur les poumons, ou sur les viscères abdominaux, en activant la suppuration de leurs ulcères, ce que tout chirurgien pourra faire avec les résines, à l'avenir.

Tout le monde connaît les douleurs intolérables que causent aux nourrices les gerçures des seins ; tout le monde connaît les douleurs et la gêne que cause l'ongle incarné et l'opération barbare qui consiste à arracher l'ongle avec des tenailles ; avec la teinture vulnéraire, il sera facile, à l'avenir, de guérir vite, de guérir sans douleur et sans accidents ces deux maladies si longues et si douloureuses. En faisant, avec cette teinture étendue d'eau, des injections dans les abcès profonds, il sera facile aussi de les guérir rapidement.

Nous donnerons les formules des remèdes que nous venons d'indiquer dans l'*Art de traiter les plaies*, qui est prêt à paraître, et qui a été revu et corrigé par trois hommes haut placés dans la science : M. le professeur Chatin, M. l'inspecteur général Poggiale, tous les deux membres de l'académie de médecine, et M. Berne, chirurgien-major de la Charité, de Lyon.

Nous ferons plus : outre l'enseignement théorique contenu dans ce livre, nous ouvrirons un enseignement pratique et nous créerons, s'il plaît à Dieu, une spécialité nouvelle de cette branche de l'art de guérir, que nous avons nommée la Résino-Thérapie chirurgicale ou l'art de traiter les plaies.

La statistique moderne a jeté des lueurs sinistres sur les maladies nosocomiales (maladies engendrées par l'hôpital).

Dans toute l'Europe civilisée et chrétienne, l'opinion publique se préoccupe des périls qu'imposent aux femmes en couche et aux indigents, aux ouvriers et aux soldats, la fièvre puerpérale et l'infection purulente, l'érysipèle traumatique, la pourriture d'hôpital et le typhus.

Les administrateurs des hôpitaux civils et le Ministre de la guerre ont à leur service des ingénieurs et des architectes, des hygiénistes et des chirurgiens : qu'ils ordonnent une grande enquête, sérieuse, approfondie, contradictoire..... Cette enquête apprendra que la stagnation de l'air est le vice radical de tous nos hôpitaux, comme la stagnation du pus est le vice radical de tous nos procédés de pansement des plaies. Cette enquête apprendra de plus qu'avec la ventilation renversée l'air n'est jamais stagnant, et qu'avec les résines le pus attiré, absorbé et dénaturé, ne fermente jamais à la surface des plaies.

Tant que cette enquête solennelle ne sera pas ordonnée et faite, des voix s'élèveront de tous les points de l'Europe civilisée et chrétienne pour dire à ceux qui administrent les hôpitaux civils et militaires, cette parole de l'Ecriture sainte : Homicide point ne seras de fait ni de consentement.

Nous demandons une enquête et nous offrons une expérience facile à exécuter à l'appui de cette enquête. Cette expérience peut se faire dans une salle de 20 mètres de long sur 10 de large, 4 de haut, pouvant recevoir 18 à 20 lits. Les deux parois latérales seront mobiles pour se prêter à l'aération ; elle sera chauffée par un appareil placé dans le sous-sol, ventilée par une ou deux cheminées d'appel; *les 800 mètres cubes d'air de cette salle seront renouvelés intégralement toutes les 10 minutes,* chauffés au degré voulu, 15 à 16 degrés, avec le degré d'hygrométrie voulu ; placez à l'entrée de cette salle un pavillon à un étage, ayant au rez-de-chaussée une salle de réception située entre une pharmacie et un cabinet de consultation; placez à la sortie un deuxième pavillon avec un rez-de-chaussée pour les services et 2 lits de rechange, les logements au 1er étage, et vous *aurez une villa de santé* que tout chirurgien en renom doit faire construire pour y recevoir les malades qu'on lui amène de loin. C'est de plus le type de la salle d'hôpital, l'unité hospitalière ; c'est de plus un type précieux à étudier pour les écoles publiques, les salles de concert et de bal, les barraques pour l'armée, les ambulances mobiles ; pour les estaminets, les cafés, les restaurants et les ateliers insalubres d'imprimerie et autres.

Dans cette salle type, l'air, se renouvelant intégralement toutes les 10 minutes, tous les défauts de l'ancien hôpital disparaissent, la purulence en particulier qui a pour cause première la stagnation de l'air et pour cause seconde la stagnation du pus. Les miasmes n'ont pas le temps de s'y former. C'est dans une salle pareille que nous voudrions expérimenter les résines, et non dans les hôpitaux actuels où les blessés sont tous plus ou moins affaiblis par un empoisonnement préalable.

Cette double expérimentation de la ventilation renversée et de la résino-thérapie chirurgicale, donnerait à l'opinion publique une complète satisfaction, et mettrait fin à une polémique irritante. Se fera-t-elle ? nous ne pouvons le dire, mais notre devoir, est de la demander, et de vulgariser la résino-thérapie chirurgicale par tous les moyens possibles, puisque tous les jours des milliers de malades périssent qu'il serait possible de guérir. Que prouvent les cures que nous avons faites sur divers points de la France par correspondance ? Elles prouvent que nous en pouvons faire autant dans tous les hôpitaux de France, dans tous les grands centres industriels, sur tous les points du territoire où existent soit un bureau de poste, soit une station télégraphique ; sur un simple résumé de l'état d'un blessé, fait par un médecin, un élève et même un homme du monde, nous pouvons indiquer le traitement à suivre par lettre ou par le télégraphe, et le traitement est d'autant plus *facile à indiquer* et à suivre que le malade est dans *un état plus désespéré.*

Nous voulons faire plus encore, nous voulons fournir à tout homme intelligent et attentif le moyen de traiter lui-même l'infection purulente et la gangrène, arrivées aux périodes les plus désespérées, sur des malades abandonnés par les médecins, ou privés de tout secours.

Nous adresserons à tous ceux qui nous le demanderont notre magdaléon anti-gangréneux que nous composons pour lui donner la force attractive au maximum d'intensité avec des résines de 1er choix ; ce magdaléon sera suivi d'une instruction écrite indiquant clairement le mode d'emploi. Nous joindrons à cet envoi notre teinture vulnéraire et notre teinture balsamique et résineuse qui permettront aux gens du monde de faire la cure de l'infection purulente et de la gangrène sans danger pour eux ni dégoût ; nous adresserons aussi ces trois remèdes nouveaux aux médecins et aux chirurgiens qui nous les demanderont pour les employer non-seulement dans les périodes désespérées de la gangrène, mais au début des accidents graves que seuls les médecins peuvent diagnostiquer. Ces trois remèdes font partie de la boîte de secours et de pansement pour la gangrène et l'infection purulente.

La plupart des malades qui périssent par la gangrène meurent pleins de vie, empoisonnés par leurs plaies...

Ce n'est pas la lésion locale qui les tue, c'est l'infection du sang par le principe septique de la gangrène; pour les guérir que faut-il faire? Il faut transformer en plaies exhalantes ces plaies qui résorbent, et cela est possible, tant qu'il y a réaction et vie, avec le magdaléon anti-gangréneux.

Que ce soit la gangrène d'un anthrax, d'une pustule maligne, du charbon, d'une plaie par écrasement, par brûlure ou par arme à feu, d'un érysipèle ou d'une plaie d'amputé, le traitement à suivre est le même dès que la vie est en danger, que le malade est abandonné ou privé de secours.

Dans les cas désespérés, tout homme intelligent peut entreprendre la cure, et voici comment la cure doit être conduite :

L'indication générale est de recouvrir toutes les parties gangrénées avec des épithèmes du magdaléon; de placer un ou deux épithèmes sur le trajet des gros vaisseaux veineux, d'en placer un ou deux sur la région du cœur ou du foie. Dans les cas spéciaux d'une gangrène par pustule maligne occupant la main et l'avant-bras, où pour une tumeur charbonneuse, ou les érysipèles de la même partie, arrivées à la période désespérée, ou pour des maladies semblables siégeant sur le membre inférieur, prenez 2 magdaléons (en poids 570 grammes) et faites sur peau, si vous en avez, ou sur toile recouverte de papier, 8 à dix épithèmes de 10 à 12 centimètres de long sur 8 à 10 de large. Vos épithèmes faits, appliquez-les sur-le-champ au nombre de 4 sur la main et l'avant-bras, de 2 sur le bras, de 2 sur la région du cœur ; cela fait, attendez la réaction.

Si elle ne se fait pas au bout de 24 heures, votre malade est perdu, mais vous n'avez pas aggravé ses souffrances par des incisions cruelles ou par l'emploi plus cruel encore du fer rouge. Si la réaction se produit, et cela arrive souvent au bout d'un quart d'heure, de 2 heures, de 4 heures, parfois de 24 heures, ne quittez plus votre malade, vous allez sauver un homme.

Rappelez-vous que les épithèmes résineux du magdaléon absorbent et sont absorbés, qu'ils perdent leur force attractive parfois au bout de 3 heures, changez-les donc et les renouvelez toutes les 4 heures, jusqu'à ce que votre malade, complètement revenu à la vie, vous déclare énergiquement qu'il ne peut plus supporter vos remèdes.

Une fois la réaction faite, une fois l'infection septique arrêtée, pour les médecins, comme pour les gens du monde qui tentent la cure, il y a nécessité de recourir à la série des épithèmes résineux. Non-seulement le malade ne peut plus supporter les épithèmes du magdaléon, mais l'aspect de la plaie indique évidemment la nécessité d'employer des épithèmes de force attractive *ou moindre ou diverse* ; à côté des eschares qui tiennent encore, il y a des surfaces rouges et prêtes à saigner, il y a des parties qui restent grises et de mauvais aspect, et l'ensemble de la plaie exhale une odeur infecte.

Une première indication qu'il ne faut pas négliger, c'est d'enlever cette odeur funeste au malade et au médecin en couvrant la plaie pendant le pansement d'une compresse de teinture vulnéraire étendue d'eau (une cuillerée à café pour un verre d'eau froide). Cela fait, il faut étudier la plaie et choisir les épithèmes qui conviennent dans la série bien régulière que nous allons donner.

Voici la série des épithèmes de magdaléon :

Prenez une partie d'axonge bien pure, 3 parties du magdaléon et faites fondre dans un vase en terre ou en fer battu, vous obtiendrez l'épithème N° 6, pivot de la série.

Voulez-vous obtenir 6 épithèmes d'une force attractive régulièrement croissante, prenez une partie d'axonge et 4 parties du magdaléon, faites fondre et vous aurez le N° 7 ; faites fondre une partie d'axonge avec 5, avec 6, avec 7, avec 8, avec 9, parties du magdaléon, et vous aurez les Nos 8, 9, 10, 11 et 12.

Voulez-vous obtenir 5 épithèmes d'une force attractive régulièrement décroissante de 6 à 1 ; la proportion du magdaléon restant la même, c'est-à-dire de 3 parties, augmentez d'une unité jusqu'à 6 la proportion d'axonge, et vous aurez les Nos 5, 4, 3, 2 et 1.

Cette série d'épithèmes du magdaléon ne convient pas pour les plaies ordinaires, elle ne doit être employée que pour les plus mauvaises plaies et spécialement pour les plaies gangréneuses arrivées aux dernières périodes. Elle permet d'en remplir toutes les indications. Ainsi sur les eschares adhérentes ou en voie de se détacher, les Nos 8, 9, 10, 11 et 12 conviennent ; pour les parties de la plaie qui sont restées grises et fétides, les Nos 6 et 7 doivent être employés ; et les Nos 4 et 5 sur les parties qui sont restées d'un rouge vif ; une particularité de cette série, c'est qu'elle pénètre plus qu'aucune autre dans les tissus et les imprègne de résine, *pour contre-balancer* la tendance de la gangrène à envahir les tissus de proche en proche.

Choisissez donc vos épithèmes dans cette série ; étendez-les sur un linge, et lorsque tout votre pansement est prêt, enlevez la compresse de teinture vulnéraire et pansez. — L'odeur persistant presque toujours, recouvrez le tout d'une ou plusieurs compresses de teinture vulnéraire étendue. — Imbibez de cette même teinture étendue les bandes si vous en employez. Votre plaie exhalera l'odeur saine et balsamique des résines, au lieu de l'odeur nauséabonde des plaies pansées au cérat, à la glycérine.

Pour les plaies d'amputés, choisissez suivant le péril les Nos 8 ou 9, ou même 10 et 11 ; étendez-les en fusion sur un linge représentant une surface égale à la surface de la plaie ; collez cette compresse sur la plaie, faites-en deux couches superposées pour remplir la cavité du moignon, enveloppez tout le membre sur une hauteur de 20 centimètres au-dessus de la plaie, placez les épithèmes sur le trajet des gros vaisseaux comme pour les autres plaies, ainsi que les compresses de teinture vulnéraire étendue d'eau ; le but à atteindre c'est d'établir une fluxion sanguine et humorale sur tout le membre malade ; cette double fluxion devant aboutir à la plaie et la convertir en surface exhalante.

Pour la cure des plaies gangréneuses graves, il

faut presque toujours panser 6 et 8 fois par 24 heures pendant plusieurs jours. — Ces pansements sont très-pénibles et dangereux pour les chirurgiens, pour les élèves, les sœurs hospitalières et les personnes qui se dévouent à en faire la cure dans les cas désespérés ; cela tient à l'odeur infecte qu'exhalent ces plaies *pendant le pansement.*

La sœur Marie de la Trinité qui faisait à l'hôpital de Saint-Marcellin les pansements fréquents de nos plus mauvaises plaies, tombait sérieusement malade après chaque cure..... et pourtant, dès que je lui amenais un malade nouveau, elle se remettait à l'œuvre avec une ardeur et une ponctualité que rien n'arrêtait. Cette digne sœur hospitalière, l'honneur de son ordre, avait compris la puissance médicatrice des résines et l'*avenir de la résino-thérapie.* Son exactitude à faire des pansements nouveaux pour elle, ses observations judicieuses m'ont été d'un puissant secours pour mes créations. Et c'est pour elle d'abord et en vue de lui éviter la maladie dont elle payait chacune de mes cures que j'ai inventé :

1° La teinture vulnéraire ;

2° La teinture balsamique et résineuse.

Voici l'emploi et les propriétés de ces remèdes nouveaux aussi nécessaires aux blessés qu'utiles aux chirurgiens, aux élèves et aux sœurs hospitalières qui seront par eux préservés de cet empoisonnement putride qu'ils subissent tous et tous les jours, aujourd'hui, empoisonnement putride toujours nuisible à la santé et souvent mortel.

*Propriétés et emploi de la teinture vulnéraire.*

1° Pure, elle guérit les gerçures du sein et l'ongle

incarné ; elle peut être employée contre les piqûres et plaies superficielles ;

2° Etendue d'eau dans la proportion d'une cuillerée à café dans un verre d'eau, elle peut être employée en injection dans les abcès profonds, les trajets fistuleux.

Elle peut servir à lotionner les plaies, à les recouvrir pendant le pansement, à imbiber les compresses et les bandes. — Employée dans les grands services de chirurgie, *pour tous les malades,* elle modifiera l'air des salles en y répandant l'odeur salubre de la résine.

Dans les hôpitaux actuels, avec les procédés actuels de pansement des plaies, les chirurgiens, les élèves et les sœurs hospitalières absorbent, par les voies respiratoires et par la bouche, les émanations de leurs blessés ; ils subissent ainsi un véritable empoisonnement putride. C'est pour ce motif que nous demandons avec instance le pansement des plaies par les résines, et que nous recommandons de les recouvrir par des compresses et des bandes imbibées de teinture vulnéraire étendue d'eau. Malgré ces précautions, il y aura toujours un certain danger à panser des plaies gangréneuses ou des ulcères très-fétides. C'est pour ce motif et en vue de créer, pour les chirurgiens, les élèves, les sœurs hospitalières et les secoureurs volontaires, une eau de toilette vraiment hygiénique, que j'ai créé la teinture balsamique et résineuse, dont voici l'emploi après tous les pansements, et surtout après les pansements des mauvaises plaies et des ulcères sordides.

## Emploi et usages de l'eau balsamique et résineuse.

Les lotions savonneuses sont impuissantes à enlever l'odeur qui reste aux mains des chirurgiens après le pansement de certaines plaies, après certaines opérations ; il faut y ajouter des lotions manuelles avec l'eau balsamique et résineuse étendue d'eau (une cuillerée à café dans un verre d'eau). Les lotions faites sur les mains, il faut en préparer un second verre qui sert à lotionner la face, avec la précaution d'en introduire dans les fosses nasales, de s'en laver les yeux, de s'en gargariser deux ou trois fois pendant quelques minutes soir et matin. Cette eau doit servir en gargarismes, en lotions et ablutions pour les chirurgiens, les élèves et les sœurs hospitalières, et, en temps d'épidémie, elle peut rendre service en devenant d'un usage général.

Elle nettoie, assouplit et parfume toute la peau, formant une atmosphère balsamique et résineuse autour du corps ; elle remplit toutes les indications de l'hygiène de la bouche, des fosses nasales, des yeux, des oreilles et de la peau ; car les résines dissolvent et absorbent tous les produits sécrétés par les muqueuses de la bouche, du nez, des yeux, des oreilles, toutes les sécrétions de la peau, prévenant et détruisant toute fermentation, toute putridité, détruisant tous les parasites microscopiques.

Les réticences dont nous couvrons nos formules, sont comme les sentinelles que Parmentier plaçait aux coins de son champ..... Nous cachons nos formules pour les faire désirer, sachant, par une longue expérience, qu'en les publiant simplement et sans réserve, elles resteraient inappliquées.

Aujourd'hui, pour le traitement des plaies, le rôle des chirurgiens est passif; avec la résino-thérapie, le rôle des chirurgiens deviendra très-actif; panser une plaie à toutes ses périodes avec le même remède, cérat ou glycérine, alcool ou vin aromatique, *n'est pas une œuvre d'art ni une difficulté;* mais lorsqu'il faudra réduire des deux tiers la durée d'une plaie d'arme à feu ou d'amputé; lorsqu'il faudra panser sans douleur et sans odeur, préserver le blessé de tous les accidents, supprimer la fièvre et conserver l'appétit et le sommeil, le chirurgien devra faire une étude approfondie de son malade et de sa plaie, apprécier exactement ses forces de réaction et employer *avec le plus grand art* la gamme des épithèmes.

Pour amener les chirurgiens modernes à accepter ce rôle actif, il était nécessaire de frapper leur esprit par des cures extraordinaires, opérées par des gens du monde dans des cas désespérés. Si nous avons accepté ce rôle actif; si, pendant 20 ans, nous n'avons cessé d'étudier les résines, c'est qu'elles avaient opéré dans nos mains et sous nos yeux des cures inespérées, impossibles par tous les moyens actuels.

Mais aux chirurgiens qui voudront sérieusement faire de la résino-thérapie, nous donnerons, ce que nous avons toujours fait, les formules de nos trois séries d'épithèmes sans autres conditions que de ne pas les publier avant nous, avant qu'elles paraissent dans la 2e partie de notre ouvrage.

Aux chirurgiens qui ont de grands services, nous offrons, non pas des expériences isolées, mais le traitement de tous leurs blessés par les résineux, nous engageant à supprimer le pus et la purulence dans leurs salles, l'infection purulente et l'érysipèle traumatique.

# RÉSINO-THÉRAPIE CHIRURGICALE.

*Boîte de secours pour le traitement de la gangrène et de l'infection purulente, in articulo mortis.*

Avec les remèdes contenus dans cette boîte de secours, les incisions, les caustiques liquides et le fer rouge deviennent désormais inutiles ; dans les périodes désespérées de la gangrène, ces remèdes guérissent tant qu'il y a réaction et vie, et s'ils ne guérissent pas, faute de réaction, ils sont préférables aux incisions, aux caustiques liquides et au fer rouge, puisqu'ils n'ajoutent pas une douleur nouvelle aux douleurs déjà éprouvées par le malade et que leur puissance n'a d'autres limites que la réaction vitale.

*Emploi du magdaléon.*

Les épithèmes du magdaléon, sous forme emplastique, doivent être employés tant que les symptômes, d'infection septique, purulente ou putride persistent. Lorsque ces symptômes ont disparu et que le malade revient à la vie, il faut se servir de la série des épithèmes telle que nous l'avons donnée.

Dans les plaies ordinaires, il est de règle de panser sans douleur ; dans les plaies compliquées de gangrène, il faut rester sur les limites de la douleur, vu la gravité de ces plaies et la nécessité de détruire rapidement la gangrène, dont les germes restent longtemps dans l'épaisseur des tissus.

### *Emploi de la teinture vulnéraire.*

La teinture vulnéraire devrait toujours être à la portée des personnes exposées, par état, aux piqûres, aux coupures qui, négligées ou mal pansées, entraînent parfois des accidents très-graves. La teinture vulnéraire peut rendre de grands services dans les hôpitaux, pour laver les plaies et les panser, ses émanations devant purifier l'air des salles; dans les salles de dissection ou pour les autopsies, une compresse de teinture vulnéraire étendue d'eau préserverait l'élève ou le professeur des émanations du cadavre.

La teinture vulnéraire est indispensable pour les secoureurs volontaires des armées de terre et de mer qui ont pour mission de panser les blessés soit sur les champs de bataille, soit dans les ambulances.

### *Eau de toilette balsamique et résineuse.*

On a fait beaucoup d'eaux de toilette de luxe; on n'en a point fait pour les personnes qui en ont le plus besoin, pour les chirurgiens, les élèves des hôpitaux, les sœurs hospitalières, les secoureurs volontaires des armées de terre et de mer; j'ai cru devoir combler cette lacune regrettable et j'ai créé l'eau de toilette balsamique et résineuse, qui est hygiénique dans l'acception vraie et rigoureuse du mot : hygiène.

Si nous avons placé en tête de cette brochure le tau sacré d'Ezéchiel, le tau des frères hospitaliers de Saint-Antoine, c'est que notre œuvre est à la fois une œuvre de science et de charité chrétienne ; l'idée première de la résino-thérapie chirurgicale nous est venue d'une formule attribuée aux Antonins et de quelques pratiques populaires nées elles-mêmes du traitement adopté par les Antonins contre les maladies gangréneuses.

Il y eut pendant environ sept cents ans un courant continu de malades venant de tous côtés implorer les soins et l'assistance des frères hospitaliers de Saint-Antoine.

Les Antonins avaient de plus une maladrerie dont la chapelle subsiste encore, et dans cette maladrerie, ils soignaient séparément : 1° des lépreux ; 2° des pestiférés ; 3° des malades affectés d'ulcères incurables.

Ils avaient encore un grand hôpital, l'hôpital de l'Aumône, pouvant recevoir plus de 200 malades, qui fut surtout affecté, aux XI<sup>e</sup> et XII<sup>e</sup> siècles, aux malades atteints de la gangrène sèche ou le mal des ardents.

En dernier lieu, ils avaient l'hôpital des démembrés, dont les derniers survivants furent Gros, Margueri et Joly, qui adressèrent au gouvernement, le 10 brumaire an V de la République, une pétition dont l'original est encore aux archives de Saint-Antoine.

Dans ces archives, nous avons trouvé un inventaire dressé, en 1744, par le R. P. Louis-Nicolas Hussenot, chanoine régulier, archiviste de l'ordre, et dans cet inventaire un article, sous le chiffre 81, ainsi conçu :

« Mémoires en forme de dissertations intéressant le public, à l'occasion de la gangrène ou maladie que l'on appelle communément le feu de Saint-Antoine: il y est traité des commencements et des progrès de cette espèce de peste qui, cependant, ne se communique point. On y descript les différents symptômes et l'on établit les remèdes dont il convient d'user.

« Ces mémoires ont été rédigés, en 1709 et 1710, par MM. Leconte, Jassoud, médecins, et frère Pierre Bossan, religieux convers de l'ordre de Saint-Antoine, chirurgien du grand hôpital du dit ordre, dont les cures merveilleuses ont tenu du prodige et causé l'admiration de la province du Dauphiné. Ces pièces sont cotées au fol. 420 jusqu'à 427 du carnet A. »

Le carnet A, qui contient ces mémoires, n'a pas été retrouvé et sera probablement perdu, mais nous connaissons le secret qu'il contient, la formule des Antonins, et nous avons appris à tous nos lecteurs à traiter l'érysipèle gangréneux, jusque dans les périodes les plus désespérées, à l'aide de la résine. A l'article *Feu de Saint-Antoine* du *Grand Dictionnaire des sciences médicales*, il est dit :

« Saint Antoine s'entendait fort bien à guérir l'érysipèle épidémique. »

Grâce à la découverte des médecins de Marbourg, grâce aux travaux des médecins modernes, le feu de Saint-Antoine, la gangrène sèche, la gangrène par ergotisme, n'a plus de raison d'être puisque sa cause est connue et que par les progrès de l'agriculture et les procédés plus parfaits de la mouture, le pain du peuple est toujours pur et sera toujours pur à l'avenir.

Mais l'air impur des hôpitaux civils et militaires, l'air impur des maternités a créé, comme autrefois le pain impur des pays à seigle, des maladies plus meurtrières encore que le feu de Saint-Antoine.

La fièvre puerpérale, la pourriture d'hôpital, le typhus, l'infection purulente, l'érysipèle traumatique sont engendrés par l'impureté de l'air des hôpitaux, et l'impureté de l'air des hôpitaux a deux causes principales qui sont : la stagnation de l'air et la stagnation du pus sur les plaies.

En étudiant une vieille formule attribuée aux Antonins, en étudiant les pratiques populaires du Dauphiné, pour le pansement des plaies, nous avons créé la résino-thérapie, avec laquelle le pus n'est jamais stagnant.

En étudiant la ventilation renversée appliquée par Aribert aux magnaneries et aux filatures, j'ai trouvé le moyen d'empêcher la stagnation de l'air, non seulement dans tous les hôpitaux, mais encore dans tous les lieux habités.

Par ces deux inventions, j'espère faire disparaître la fièvre puerpérale et le typhus, l'infection purulente et l'érysipèle traumatique, comme les procédés modernes de mouture ont fait disparaître le mal des ardents.

C'est dans ce but que j'ai placé la ventilation renversée sous le patronage patriotique de la Société impériale de médecine de Lyon et que j'ai inauguré l'enseignement de la résino-thérapie chirurgicale par une première conférence, le 14 juin, au Palais Saint-Pierre, à Lyon, que j'ai ouvert un dispensaire provisoire, cours Bourbon, 88, et publie la présente brochure.

BIBLIOTHÈQUE IMPÉRIALE IMPR.

Lyon. — Imp. d'A. Vingtrinier.

www.ingramcontent.com/pod-product-compliance
Lightning Source LLC
LaVergne TN
LVHW021526140926
848035LV00047B/1222
* 9 7 8 2 0 1 4 0 3 2 7 3 4 *